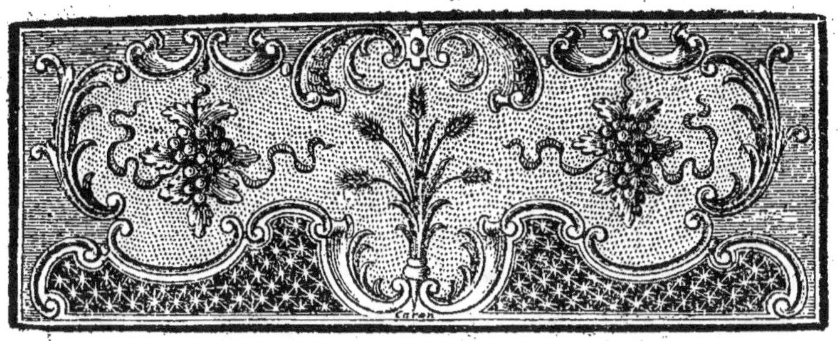

LETTRE

A MONSIEUR MESMER,

Et autres Pieces concernant la Maladie de la Dlle. BERLANCOURT *de Beauvais.*

BEAUVAIS *le 4 Août 1781.*

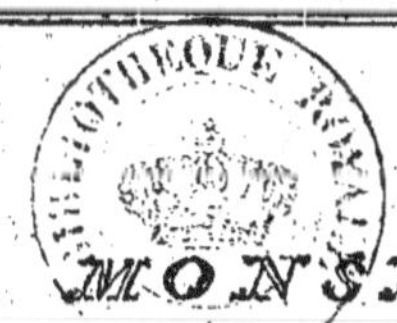

MONSIEUR,

Vos soins paternels, en rendant la santé à ma niece, ont excité toute ma reconnoissance ; mais je tenterois en vain d'exprimer la vivacité de mes sentimens. Je sens, MONSIEUR, & je sens très-vivement ce que vous avez fait pour elle : c'est tout ce que je puis dire.

Ma niece m'a toujours été extrêmement chere. Orpheline dès l'âge de neuf ans, & confiée par les loix à mes soins, j'ai vu développer sous mes yeux les douces qualités de son

A

cœur. Ma tendreſſe s'en eſt accrue chaque jour; & je l'aime comme ma propre fille.

Quelle ne fût pas la violence de mon chagrin, lorſque l'exiſtence d'une perſonne auſſi chere devint tout-à-coup une ſource d'amertumes pour moi! A l'âge de ſeize ans ma niece tomba dans un état de maladie déplorable, ſujette à de longs & fréquens accès de douleurs inexprimables dans la tête, avec délire, terreur, mouvemens convulſifs dans les membres, & tremblement univerſel du corps; ſucceſſivement frappée de paralyſie ſur la langue, les yeux, les bras & la jambe gauche; elle étoit conſtamment muette & impotente, ſouvent aveugle ou borgne, quelquefois ſourde.

Pendant cinq ans de tourmens exceſſifs, ou d'afflictions variées, ma niece n'avoit tourné les yeux vers le ciel que pour lui demander la mort; & cependant au moment que j'écris, j'ai, graces à vous, MONSIEUR, le bonheur de converſer familiérement avec elle: elle peut lire dans mes yeux toute la ſatisfaction que me donne le rétabliſſement de ſa ſanté: elle répond aux expreſſions de mon amitié pour elle par les expreſſions de ſon amitié pour moi: les perſonnes qui venoient autrefois la viſiter par pitié, elle va les trouver pour leur témoigner ſa gratitude; en un mot, ma niece jouit de toutes ſes facultés: elle voit, parle, marche, agit librement, & déſire vivre autant qu'elle a déſiré mourir.

Ce changement miraculeux vous eſt dû, MONSIEUR, n'eſt dû qu'à vous, & dit tout par lui-même. Des témoignages de reconnoîſſance & d'admiration ne pourroient ajouter à l'expoſition du fait. C'eſt donc à publier le fait que je dois m'attacher uniquement. Veuillez bien vous rappeller qu'il y a déja quelques mois je vous exprimai le déſir de le faire connoître par la voie de l'impreſſion. Vous me témoignâtes vôtre répugnance pour ce genre d'éclat: je me tûs: mais inſtruit aujourd'hui par les papiers publics que pluſieurs de vos malades ont paſſé pardeſſus vos délicateſſes, je deviens libre, & vais ſuivre l'exemple que j'aurois ſouhaité leur donner.

La marche que je ſuivrai dans cet objet ſera très-ſimple.

1°. Je ferai imprimer cette Lettre. Elle ſervira d'Avant-propos à ce que je dois ajouter.

2°. Je donnerai la narration ſuccincte des accidens arrivés ſucceſſivement à ma niece pendant l'eſpace de cinq ans : c'eſt-à-dire, depuis le 15 Juin 1775. juſqu'au même mois de 1780, tems auquel vous avez bien voulu lui donner vos ſoins. Journal particulier, qui doit paroître inceſſamment.

3°. Je ferai l'expoſition des divers effets qu'elle a éprouvés par vos traitemens , & des avantages qu'elle en a retirés.

4°. Je conſtaterai les malheurs de ma niece par un Mémoire à conſulter dreſſé par un homme de l'art à Beauvais , après la premiere époque de la maladie. Il en a été dreſſé pluſieurs autres depuis ce tems-là; mais ce ſeroit abuſer de la patience des Lecteurs que de les leur préſenter. Ibid.

5°. Je pourrois également conſtater les difficultés que la maladie préſentoit à l'art en produiſant la conſultation que j'ai en main de pluſieurs célebres Medecins, tels que MM. Haller , Lieutaud , Laſſonne , Tronchin , Bouvard & Lorry ; mais l'intérêt des Lecteurs me porte à les ſupprimer. Ce long détail ſeroit trop fatigant pour eux.

6°. Un certificat de mes compatriotes , qui ont vu précédemment ma niece en état de maladie , & qui la voient dans ſon état actuel , prouvera la vérité de ce que j'aurai dit du changement opéré par vos ſoins. Ce certificat ſera très-ſimple , pour qu'il puiſſe être indiſtinctement ſigné par des perſonnes de tous états.

A ij

Puiſſe ma voix faire quelque impreſſion ſur mes concitoyens, leur inſpirer le vrai déſir de rendre à vos talens la juſtice qui leur eſt due, les engager à réfléchir ſérieuſement ſur l'importance de la découverte que vous annoncez, & ne vous laiſſer aucun doute ſur les ſentimens d'eſtime, de reconnoiſſance & d'attachement avec leſquels j'ai l'honneur d'être,

MONSIEUR,

> *Votre très-humble & très-obéiſſant Serviteur,*
> FOURNIER-MICHEL,
> *Tréſorier de France.*

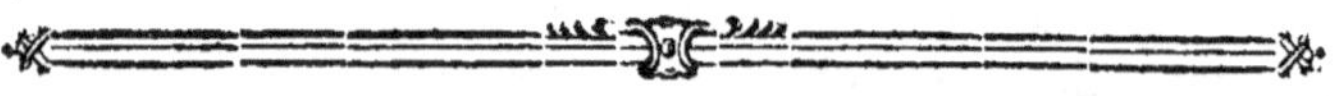

RAPPORT de la Maladie.

MARIE-ANNE-JEANNE BERLANCOURT eſt née à Beauvais le 15 Juin 1757. Son enfance a été délicate & non pas maladive. Cependant elle a connu les maux de tête dès le bas-âge. A neuf ans elle perdit ſes pere & mere: elle a paſſé les deux années ſuivantes auprès de ſa grand'mere maternelle. Dès onze à quatorze ans ſon éducation a été confiée aux Dames Religieuſes du Tiers-Ordre de Saint François à Beauvais; après quoi elle a vécu chez ſon oncle & tuteur ſous les yeux de ſa tante.

Vers l'âge de douze ans, on s'apperçut que la D^{lle}. Berlancourt ſe mouchoit exceſſivement. Il ſe forma des engorgemens autour des oreilles : les paupieres ſe borderent de rouge : il s'y manifeſtoit des boutons très-incommodes qui,

de leur naiffance à leur maturité, fuivoient le cours des maux
de tête, & annonçoient leur commencement & leur fin : les
fignes de nubilité qui parurent à treize ans, & fe foutinrent
lés années fuivantes avec trop d'abondance, ne changerent
rien à l'état des yeux, des oreilles, & de l'humeur muqueufe.

Le 15 Juin 1775. la D^{lle}. Berlancourt affiftant à Vêpres, fut
inopinément attaquée de douleurs aiguës dans la partie anté-
rieure du cerveau. Elle tomba par terre en état de convul-
fion accompagné de grandes douleurs dans tous les membres
& jettant des cris perçans. On l'emporta chez elle : les douleurs & les mouvemens convulfifs durerent fept heures. La
faignée du pied parut déterminer la paralyfie fur la langue.

La parole revenoit fréquemment dans les premiers tems ;
mais elle ne revint plus après le 28 Juillet (1775.) Le
Mémoire à confulter dira la marche de la maladie & de fon
traitement jufqu'au 23 du même mois, le défordre des
évacuations périodiques, la ceffation de l'humeur muqueufe,
la difparution des engorgemens, inflammation, & boutons
aux oreilles & aux yeux.

Deux ans après la malade eut la petite vérole. La maladie
& la convalefcence parurent avoir un cours heureux ; mais
le lendemain de la premiere fortie, les douleurs de tête repa-
rurent. Elles furent terribles, quoique non accompagnées de
mouvemens convulfifs, & durerent douze jours fans relâ-
che. Depuis cette époque, elles n'ont ceffé de tourmenter
la malade tous les huit ou quinze jours. Les accès ont toujours été précédés ou fuivis de frayeur ou délire & de quelques heures de furdité : la durée dans leur violence étoit de
fept ou huit heures.

La paralyfie gagna bientôt la jambe gauche. Dans le prin‑
cipe elle fe manifeftoit par accès, mais dans la fuite toute
action ceffa.

Succeffivement elle affecta les deux bras, tantôt l'un, tantôt
l'autre; mais paroiffant fe fixer plus habituellement fur le bras
gauche. Elle l'a réduit plufieurs fois à ne pouvoir fe remuer
fans le fecours de la main droite: cet état fâcheux étoit même
devenu prefque habituel.

Ce qui fe paffoit pour les bras avoit également lieu pour
les yeux. La lumiere les affectoit douloureufement. Ils per‑
doient alternativement la faculté de voir; mais l'œil gauche
paroiffoit plus fufceptible de cet accident que le droit. Pen‑
dant tout le mois de Décembre 1779, il étoit frappé de cécité
abfolue. La malade fe rendit à Paris en Janvier 1780. Elle y
fit des remedes réputés analogues à ce genre de maladie pen‑
dant deux mois; après quoi elle fe détermina à n'en plus faire.
La faculté de voir étoit revenue, mais n'étoit point nette;
& la douleur occafionnée par la lumiere fubfiftoit. La ma‑
lade étoit forcée à rompre les rayons du jour en portant un
voile.

Tel étoit l'état de la D^lle. Berlancourt au mois de Juin
1780. Tourmentée de douleurs affreufes dans la tête, qui pa‑
roiffoient être la fource de fes autres maux, elle perdoit fes
membres les uns après les autres. La marche conftante de la
maladie indiquoit affez qu'elle devoit s'attendre à les perdre
tous de la même maniere. Nuls fecours connus n'avoient été
négligés; mais leur inutilité prouvée doit faire ranger leur
adminiftration au rang des fouffrances qui n'ont ceffé d'ac‑
cabler pendant cinq ans la D^lle. Berlancourt.

Traitements de M. MESMER.

LA D^lle. Berlancourt s'étoit retirée dans le Couvent de la Trinité à Paris, y fupportant de fon mieux la plus trifte & la plus douloureufe des fituations, lorfque M. Didier fils, fon Chirurgien ordinaire, & devenu fon ami, l'entretint de plufieurs effets opérés en fa préfence par M. Mefmer. Il fut réfolu qu'on auroit recours à ce Médecin ; & M. d'Eflon fut employé à cet effet.

Dès la premiere vifite, M. Mefmer décida que tous les maux connus de la D^lle. Berlancourt étoient accidentels, & dûs à des obftructions dont le fiege principal étoit dans la rate : il prouvoit fon affertion, en dirigeant fur ce vifcere l'agent quelconque qu'il fait agir. Cette action faifoit reffentir à la D^lle. Berlancourt tous fes maux jufqu'à perdre le fentiment.

Quelque concluante que parût être cette preuve dans les principes de M. Mefmer, elle ne pouvoit paroître déterminante pour les perfonnes qui s'intéreffoient au fort de la D^lle Berlancourt. En effet de tous les Médecins qu'elle avoit confultés, tant en Province que dans trois voyages qu'elle avoit faits à Paris dans cet objet, aucun n'avoit reconnu des obftructions. La maigreur, je dirai prefque la *diaphanéité* de la malade, ne permettoit pas de penfer que tous les gens de l'art fe fuffent trompés dans leurs nombreux examens.

M. Mefmer répondit à ces objections que le fait parleroit pour lui ; mais qu'en attendant il affuroit que la guérifon de la maladie ne commenceroit réellement, que lorfque le travail de la nature agiroit fur les obftructions.

Il étoit inutile de raifonner fur ce que l'on ne comprenoit pas. La D^lle. Berlancourt fe logea dans une maifon voifine de celle de M. Mefmer. Ce Médecin venoit la voir deux & trois fois par jour, ménageant fans doute fa délicateffe avec foin ; car la D^lle. Berlancourt n'éprouva d'effet remarquable que celui dont on va parler à caufe de la fingularité.

Elle avoit été affujettie pendant quelque tems à un régime où il entroit du mufc. Il eft de préfomption que l'agent employé par M. Mefmer opéra par la tranfpiration, puifqu'il émana pendant trois femaines par tous les pores de la D^lle. Berlancourt une forte odeur de mufc qui fe répandoit au loin, & qu'elle communiquoit à tout ce qu'elle touchoit.

Lorfque M. Mefmer eut préparé la malade pendant quelques jours dans fon logement particulier, il jugea à propos de la rapprocher de fes autres malades. Les portes & fenêtres de la falle où ils étoient raffemblés étoient ouvertes : néanmoins la D^lle. Berlancourt chancela dès les premiers pas, & tous fes accidens fe renouvellerent. M. Mefmer la fit tranfporter dans une chambre voifine.

Cependant elle fe familiarifa avec fes traitements, & s'apperçut bientôt que dans les intervalles, elle jouiffoit d'une tranquillité inconnue depuis long-tems. Ses accès, quoiqu'auffi vifs que par le paffé, devinrent moins fréquens. D'ailleurs, la préfence de M. Mefmer étoit faite pour la raffurer. On en pourra juger par le trait fuivant. Une forte crife ayant rendu la D^lle. Berlancourt entiérement aveugle, M. Mefmer l'affura qu'elle devoit fe tranquillifer, puifqu'une autre crife lui rendroit néceffairement la vue ; & en effet cela fe paffa ainfi.

Les deux premiers mois fe pafferent dans ces alternatives

de

de bien & de mal. Un foir, la malade eut une crife violente:
on l'emporta dans une chambre voifine. M. d'Eflon qui fe
trouvoit auprès d'elle, la fuivit; & en la foutenant, il s'apperçut que les hypocondres étoient dans un état de fpafme
exceffif. Il en fortoit deux tumeurs confidérables. Il crut devoir appeller M. Mefmer qui, fort occupé par d'autres perfonnes en crife, n'eut que le tems de s'approcher & de répon-
dre ces mots dignes, ce femble, d'être remarqués : *Voilà
la guérifon qui commence : le travail de la nature agit fur les
obftructions.*

Il annonçoit vrai. C'eft de ce moment que la guérifon de
la D^{lle}. Berlancourt a pris des apparences de réalité. Les deux
tumeurs dont on vient de parler, perdirent bientôt de leur
groffeur locale; mais apparemment elles gagnerent en éten-
due; car la malade gonfla fucceffivement de toutes les parties du bufte, y compris les épaules. On ne peut mieux com-
parer fon état qu'à celui d'une perfonne enceinte de trois
ou quatre mois, quoique la comparaifon ne foit pas fort hon-
nête. Une fingularité remarquable eft que fa taille inclina
confidérablement du côté droit. Il y a peu de tems qu'elle
s'eft redreffée.

Les douleurs de tête étoient plus rares & fupportables, la
langue fe délioit, les yeux s'éclairciffoient & fe rafermif-
foient, la jambe reprenoit de la force & du mouvement,
les bras étoient dans leur état naturel, lorfque la D^{lle}. Berlancourt defcendant de fon appartement, fe laiffa, quoique en
compagnie, cheoir fi malheureufement fur l'efcalier, qu'elle fe
fit une large bleffure à la tête, & que toute la machine en fut
vivement ébranlée. Dans la chaleur de l'action, elle eut la force de fe rendre auprès de M. Mefmer, & de lui raconter en riant

B

fon aventure ; M. Mefmer ne l'entendit pas fans frémir, panfa
la plaie lui-même, renvoya la malade chez elle avec précau-
tion, la fit faigner, écrivit à fes parents de fe rendre à Paris
en cas d'événem ent, dont il ne jugeoit pas prudent de répon-
dre. Ces pronoftics fâcheux étoient très-fondés : la malade
perdit tous les avantages acquis : la tête, la langue, les yeux
& la jambe éprouverent de nouveau les accidens qui ont été
décrits. Enfin après trois femaines d'inquiétudes, on fut en
état de recommencer fur nouveaux frais.

Le rétabliffement fut moins orageux qu'on n'avoit eu lieu
de le craindre : les crifes furent fupportables. Au renouvel-
lement de la belle faifon, la D^{lle}. Berlancourt fe trouvant
fortifiée fuffifamment, crût devoir choifir une demeure plus
convenable qu'un hôtel garni pour une Demoifelle éloignée
de fes parents. Elle entra aux Dames du Calvaire, non loin
de la demeure de M. Mefmer. Monfeigneur l'Archevêque
de Paris voulut bien accorder les facilités néceffaires pour
qu'elle pût fuivre fon traitement avec régularité.

Les Dames Religieufes avoient peine à croire que ce fût
la même malade dont on leur avoit peint le trifte état. Elles
eurent bientôt l'occafion de changer de penfée. La D^{lle}. Berlancourt fit une nouvelle chûte. Inutilement elle voulut la
cacher : fes douleurs la trahirent. Il fallut la tranfporter
une feconde fois auprès de M. Mefmer. Elle y féjourna un
mois fans autre accident néanmoins de paralyfie que beau-
coup d'embarras dans la langue : ce qui paroît prouver affez
invinciblement que le premier principe de la maladie avoit
perdu de fa force.

Depuis ce tems-là, la cure de la D^{lle}. Berlancourt a
fuivi un cours analogue aux principes de M. Mefmer. Ses ob-

ſtrućtions gonflent juſqu'à un certain point, & puis elles di-
minuent par évacuation ou tranſpiration. Ces phénomenes
ſe ſont renouvellés & ſuccédés pluſieurs fois; & c'eſt, dit
M. Meſmer, ainſi qu'il l'a prétendu d'avance, par ces tra-
vaux répétés que la nature peut uniquement opérer la cure
radicale de la D^lle. Berlancourt.

Il eſt à obſerver que les écoulemens par le nez, qui obli-
geoient cette Demoiſelle à ſe moucher avec excès dans le
commencement de ſa maladie, n'ont pas reparu, non plus
que les engorgemens autour des paupieres & des oreilles;
mais il s'eſt opéré une révolution heureuſe dans les évacuations périodiques. Elles n'ont paru qu'à termes réglés & en
quantité déſirable.

La malade n'a été ſoumiſe à d'autre régime qu'à celui de
ne point commettre d'excès de manger ou de fatigue.

Elle a pris des bains dont l'eau étoit puiſée dans le puits
de la maiſon, M. Meſmer aſſurant qu'il étoit inutile de ſe
pourvoir d'eau de riviere.

Elle a fait un uſage aſſez fréquent de lavemens très-ſim-
ples, la plupart d'eau pure.

Elle a bû quelquefois de la crême de tartre avec les autres
malades de M. Meſmer; mais elle avoit la liberté de préfé-
rer la limonade, & même les ceriſes & les groſeilles dans la
ſaiſon de ces fruits.

Pour ne rien omettre, on doit ajouter que la D^lle. Ber-
láncourt eſt un des ſeuls malades de M. Meſmer à qui ce Médecin ait permis de prendre quelquefois de la manne. Il s'y
eſt refuſé long-tems; mais comme les gonflements de la
malade, lorſqu'ils parviennent à un haut degré, ne laiſſent
pas de la fatiguer, & qu'en pareil cas un malade eſt toujours

preffé d'être dégagé, elle a obtenu par fes importunités, à quatre reprifes différentes, la liberté de prendre une once & demic de manne. Ce ne font pas certainement ces fix onces de manne qui ont miraculeufement rétabli fa fanté; mais il y a plus à obferver. Chaque fois qu'elle a eu recours à cette purgation, elle a éprouvé des révolutions intérieures qui lui ont rendu les fecours de M. Mefmer immédiatement plus ef-fentiels que les jours précédens : ce qui femble indiquer que ce Médecin a des raifons inconnues, mais valables, pour re-jetter les purgatifs ordinaires, quelque doux qu'on les dife.

Au moment que l'on écrit, la D^{lle}. Berlancourt eft pour quelques jours à Beauvais auprès de fes parents. On va dé-tailler fon état actuel avec autant de précifion qu'il fe pourra.

Elle eft toujours fujette aux maux de tête qu'elle a eu dans le bas-âge, mais ils font fupportables; elle ne reffent plus depuis long-tems les douleurs violentes dont cette par-tie a été affligée, ainfi que cela a été dit.

Il n'y a rien à défirer pour le rétabliffement de la langue.

Elle n'a jamais aucun fymptôme de furdité.

Les jours d'orage ou de mal-aife accidentel, la jambe gau-che eft fufceptible de quelque pefanteur. C'eft ainfi que les changemens de tems renouvellent le fentiment des ancien-nes bleffures les mieux guéries; mais d'ailleurs la jambe eft tellement renforcée, qu'elle fupporte fans inconvénient la fatigue de très-longues promenades.

Le bras qui a été paralyfé ne rappelle aucun fouvenir de cet état.

Les yeux ont encore quelque chofe de terne, qui laiffe appercevoir que cette partie a été affectée; mais ils voient également bien de près & de loin, & n'ont depuis long-tems éprouvé ni douleur ni accident.

L'embonpoint eft naturel, excepté dans les parties en-
flées où le travail vifible de la nature occafionne des va-
riations journalieres.

On a dit que la D^lle. Berlancourt étoit née délicate.
L'agent que fait agir M. Mefmer eft-il capable de développer en elle des forces qui ont toujours paru étrangeres
à fa conftitution? Elle eft affez jeune pour le pouvoir efpérer;
mais fur ce fait toute préfomption de notre part feroit trop
hazardée. Contentons-nous de dire que l'afpect de cette
Demoifelle eft quelque chofe de bien étonnant pour toutes
celles de fes connoiffances qui ne l'ont pas vue depuis qu'elle
eft entre les mains de M. Mefmer.

MESMERO LIBERATORI,

Ob fanitatem incredibili modo reftitutam,
Hos pofuit verfus grati animi Puella,
Quæ linguâ, pedibus & oculis diù capta,
Nullam ab Arte fpem aut viam falutis expectabat.

Infans, cæca, trahens greffum, te, MESMERE, *pofco*
Verba, pedes, oculos; Ambulo, cerno, loquor.

B r..

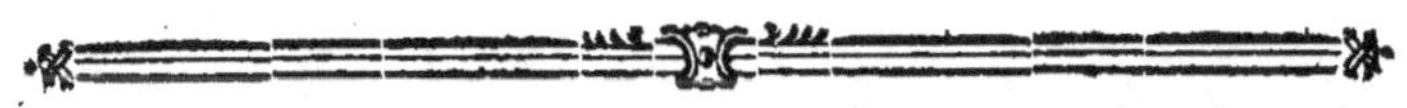

CERTIFICAT.

NOUS fouffignés, certifions que la Demoifelle BER-
LANCOURT qui, de notre connoiffance, a été précédemment dans un état déplorable de maladie & paralytique de
plufieurs de fes membres, tels que la jambe & bras gauche,

la langue & les yeux, eſt revenue de Paris marchant librement, uſant de ſes bras avec aiſance, voyant les objets de
près & de loin, parlant avec facilité, & paroiſſant jouir
d'une bonne ſanté. FAIT & ſigné à Beauvais le 14 Août
1781. † FRANÇOIS-JOSEPH, *Evêque-Comte de Beauvais.*
Mademoiſelle DE LA ROCHEFOUCAULD. L'Abbé DE PRON-
LEROY, *Doyen de l'Egliſe de Beauvais & Vicaire Général
du Dioceſe.* BOREL, *Conſeiller d'Etat, Préſident, Lieutenant
Général de Beauvais.* Le Ch^{er}. DE LARROUX, *Aide-Major
des Gardes-du-Corps.* DE LANDEVOISIN, *Fourrier-Major
des Gardes du Roi.* LESCUYER, *Juge Général de Police.*
MONTAUT, *Sous-Lieutenant des Gardes-du-Corps du Roi.*
LEGRAND, *Avocat du Roi au Bailliage de Beauvais.* LE-
DOUX DE BEAUMÉNIL, *Procureur du Roi au Bailliage &
Siege Préſidial de Beauvais.* FOMBERT, *Conſeiller au Pré-
ſidial & ancien Maire.* LESCUYER, *Ecuyer, Conſeiller au
Bailliage & Siege Préſidial de Beauvais.* LESCUYER DE
MIVAL, *Echevin en charge.* AUXCOUSTEAUX DE TERDONNE
Receveur des Impoſitions de l'Election de Beauvais. JACQ.
DANSE, *Secrétaire du Roi, Maire de la Ville.* A. MAINE,
Docteur-Médecin de la Faculté de Montpellier. MICHEL,
Avocat, Bailli du Chapitre. VUALON, *Préſident au Grenier
à Sel à Beauvais, & ancien Maire.* RUSTE, *Lieutenant de
Maréchauſſée.* BLANCHART-FOUQUIER, *ancien Juge-Conſul
& Echevin.* DE NULLY DE LÉVINCOURT, *Juge-Conſul &
Négociant.* DE RUELLE, *Maréchal des Logis des Gardes
du Roi.* DE LA CROIX, *Receveur des Gabelles.* CORNU,
Tréſorier de France. Le Ch^{er}. DE LABRO, *Brigadier des
Gardes du Roi.* PARENT, *Brigadier des Gardes-du-Corps
du Roi.* CHANTELOU, *Brigadier des Gardes-du-Corps du
Roi.* D'ESTIBAYRE, *Maréchal des Logis des Gardes-du-
Corps du Roi.* SALES, *Fourrier-Major des Gardes-du-Corps
du Roi.* DE SALAIGNAC, *Maréchal des Logis des Gardes-
du-Corps du Roi.* VUATRIN, *Docteur en Théologie de la
Faculté de Paris, de la Maiſon Royale & Société de Navarre,
Pénitencier de l'Egliſe de Beauvais & Curé de Saint Sauveur.*

KAGENECK, *Brigadier des Gardes-du-Corps.* SIMON, *Conseiller au Présidial.* DE ROANY, *Capitaine d'Infanterie.* DU FAYEL, *Lieutenant en l'Election.* LABORIE, *Chirurgien Major des Gardes-du-Corps du Roi.* REGNARD, *Chanoine de la Cathédrale.* VUALON DE VALOIR, *Chevalier de Saint Louis & ancien Chef de Bataillon au Régiment de Piémont.* VUALON, *Secrétaire du Roi, Conseiller au Bailliage, ancien Echevin & Administrateur de l'Hôtel-Dieu.* HENRY, *Chanoine de Beauvais.* DE LA GUERINIERE, *Vicaire Général de Beauvais.* ESCOUVETTE, *Chanoine de Beauvais.* AUX-COUSTEAUX DE COUVREUIL, *Chanoine de Beauvais.* P. J. COÛTEL, *Lieutenant de M. le Premier Chirurgien du Roi.* MICHEL DE LAVERSINE. P. HANIN, *ancien Juge-Consul & ancien Echevin.* NICOLAS MICHEL, *Secrétaire du Roi.* BERNARDET, *Chanoine de Beauvais.* MICHEL DE GOUS-SAINVILLE, *Ecuyer.* VIE, *Doyen des Chirurgiens.* MARTIN, *Curé de Sainte Marguerite.* LOUIS-FR. TICQUET, *ancien Juge-Consul & Echevin.* LEMARCHAND, *Chanoine de l'Eglise de Beauvais.* AUXCOUSTEAUX DE CONTY, *Capitaine d'Infanterie, Chevalier de l'Ordre Royal & Militaire de Saint Louis.* DUTRON. Le Ch^{er}. DE CONTY DE FERCOURT. BROCARD, *Conseiller en l'Election.* BICQUILLEY, *Garde-du-Corps du Roi.* BRÜCK, *Garde-du-Corps du Roi.*

Vu. Permis d'imprimer. A Beauvais le 23 Août 1781.
LESCUYER, *J. G. de Police.*

A BEAUVAIS, de l'Imprimerie de P. DESJARDINS. 1781.